方药趣记歌诀

FANG YAO QU JI GE JUE

主　编　陈建章　高晓静

编　委　（以姓氏笔画为序）

万　军　邓棋卫　艾　瑛

刘　梅　杨永寿　孟　萍

章　琴　章武元　傅　斌

U0295081

人民卫生出版社

图书在版编目（CIP）数据

方药趣记歌诀/陈建章，高晓静主编．—北京：
人民卫生出版社，2016
ISBN 978-7-117-22853-4

Ⅰ．①方…　Ⅱ．①陈…②高…　Ⅲ．①方歌－
汇编　Ⅳ．①R289.4

中国版本图书馆 CIP 数据核字（2016）第 176637 号

人卫智网	www.ipmph.com	医学教育、学术、考试、健康，
		购书智慧智能综合服务平台
人卫官网	www.pmph.com	人卫官方资讯发布平台

方药趣记歌诀

主　　编：陈建章　高晓静
出版发行：人民卫生出版社（中继线 010-59780011）
地　　址：北京市朝阳区潘家园南里 19 号
邮　　编：100021
E - mail：pmph @ pmph.com
购书热线：010-59787592　010-59787584　010-65264830
印　　刷：三河市尚艺印装有限公司
经　　销：新华书店
开　　本：787 × 1092　1/32　印张：3
字　　数：40 千字
版　　次：2016 年 8 月第 1 版　2021 年 12 月第 1 版第 5 次印刷
标准书号：ISBN 978-7-117-22853-4/R・22854
定　　价：15.00 元

打击盗版举报电话：010-59787491　E-mail：WQ @ pmph.com
（凡属印装质量问题请与本社市场营销中心联系退换）

前　言

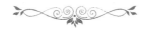

　　中药学、方剂学是中医药的基础学科,是前人医疗经验的精华,也是学习中医临床各科的"桥梁"。熟记中药的功效、运用和方剂的方名、药物组成、功效、辨证及证治要点(简称方剂五要素)是临床进行辨证论治的重要环节。但因中药学、方剂学涉及的内容较多,知识点较为分散,学生学习时压力较大,容易产生畏难情绪,从而影响学习兴趣与学习效果。为了帮助同学们较快学习和掌握中药与方剂的学习要点,按照教学大纲和中医执业助理医师考试的要求,我们编写了《方药趣记歌诀》,以作为学习《中药学》《方剂学》教材的补充。

　　《方药趣记歌诀》分为上篇和下篇。上篇为中药学歌诀,我们采用中药名称中1~2个字连读成巧妙歌诀,朗朗上口背诵,能快速记住中药分类和名称,并将其功效与运用简明扼要地概括成歌诀,帮助学生更牢固记住中药学的主要内容。下篇为方剂学歌诀,重点在体现方剂的五要素和临证变化。其特点是用组方药物谐音(下标字体)构成一个与病证相关的画面,联想因趣话产生的情景达到张口即来,便于学生快速掌握。

《方药趣记歌诀》的编写,以第三版全国中医药高职高专院校规划教材《中药学》和《方剂学》为蓝本,适当参考相关书籍,结合临床及学生的实际进行改编和补充。在编写过程中,得到学校的大力支持,在此致以衷心感谢!

由于水平有限,书中不足之处在所难免,希望广大师生多提宝贵意见,以使本辅导教材不断充实和完善。

陈建章　高晓静
2015 年 12 月

目 录

上篇　中药学歌诀

下篇　方剂学歌诀

上篇　中药学歌诀

总　论

性能歌

中药性能当记清，四气五味及归经，
还有升降与浮沉，有毒无毒统而称。

四气歌

四气寒热与温凉，寒凉属阴温热阳，
寒凉清热并泻火，解毒助阴又抑阳，
温热补火助阳气，温里散寒功效彰，
寒者热之热者寒，治疗大法此为纲。

五味歌

五味辛甘酸苦咸，治疗作用不同焉，
辛行气血主发散，甘和补中急能缓，
酸能固涩又收敛，苦燥降泄能坚阴，
咸能泻下且软坚，淡渗利尿要记全。

七情歌

相须互用增功效，相使辅药助主药，
相畏毒副被制限，相杀消减他药毒，
相恶配伍减功效，相反增毒定记牢，
单行无须再配药，七情配伍显奥妙。

十八反

本草明言十八反，半蒌贝蔹及攻乌，
藻戟遂芫俱战草，诸参辛芍叛藜芦。

十九畏

硫黄原是火中精，朴硝一见便相争，
水银莫与砒霜见，狼毒最怕密陀僧，
巴豆性烈最为上，偏与牵牛不顺情，
丁香莫与郁金见，牙硝难合荆三棱，
川乌草乌不顺犀，人参最怕五灵脂，
官桂善能调冷气，若逢石脂便相欺，
大凡修合看顺逆，制药配方莫相依。

第一章　解表药

辛温麻桂姜，
荆防芷苏羌，
细藁夷耳葱，
解表散寒香；
辛凉入肝肺，
荷牛豆蔓蜕，
桑菊柴葛升，
清热透散贼。

辛温　麻黄　桂枝　生姜，
荆芥　防风　白芷　苏叶　羌活，
细辛　藁本　辛夷　苍耳子　葱白，
解表散寒　香薷；
辛凉　入　肝肺，
薄荷　牛蒡子　淡豆豉　蔓荆子　蝉蜕，
桑叶　菊花　柴胡　葛根　升麻，
清热透散　木贼。

4

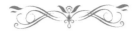

麻黄峻汗表实寒，风水痹痛与咳喘；

桂枝温卫善解肌，温经通脉化水气；

生姜解表散风寒，温胃宣肺且化痰；

紫苏散寒兼理气，风寒气滞两相宜；

香薷辛温散暑寒，化湿和中利水肿；

荆芥辛散肌表邪，感冒痒疹及出血；

防风辛散表里风，胜湿疗痹止风痉；

羌活祛风寒湿奇，外感头疼上肢痹；

白芷通窍止额痛，燥湿止带消痈脓；

细辛散寒鼻窍通，诸般寒痛肺饮除；

藁本散寒除湿痛，巅顶头痛用之良；

辛夷散寒要包煎，鼻渊鼻塞头目眩。

薄荷清利头目咽，散热透疹且疏肝；

牛蒡透疹散风热，解毒利咽宣肺痰；

蝉蜕散热善驱风，透疹退翳又定惊；

桑叶润肺兼平肝，风热燥咳目昏眩；

菊花疏散风热咳，清肝平肝热毒解；

柴胡退热又疏肝，升举阳气解少阳；

升麻透疹解热毒，升举清阳表证疏；

葛根解肌治项强，透疹生津升清阳。

第二章　清热药

泻火石知芦，

天夏决淡竹，

谷精青葙花，

寒凉五脏栀；

清热燥湿苦，

三黄秦鲜龙；

清热解毒银翘穿，

青青蓝鱼众马干，

白白马公紫红楼败，

雪山野熊土木荞边漏绿胆；

清热凉血生地参，

丹皮紫草牛角芍；

清退虚热蒿骨皮，

白薇银柴胡黄连。

泻火　石膏　知母　芦根，

天花粉　夏枯草　决明子　淡竹叶　竹叶，

谷精草　青葙子　密蒙花，寒凉　五脏　栀子；

清热燥湿　苦参，

三黄（黄芩　黄连　黄柏）　秦皮　白鲜皮　龙胆草；

清热解毒　金银花　连翘　穿心莲，

大青叶　青黛　板蓝根　鱼腥草　贯众

马勃　射干，

白头翁　白蔹　马齿苋　蒲公英　紫花地丁

红藤　重楼　败酱草，

雪药　山豆根　野菊花　熊胆　土茯苓

木蝴蝶　金荞麦　半边莲　漏芦　绿豆　鸦胆子；

清热凉血　生地　玄参，

牡丹皮　紫草　牛角　赤芍；

清退虚热　青蒿　地骨皮，

白薇　银柴胡　胡黄连。

石膏大寒归肺胃,除烦止渴高热退;

知母清胃又润肺,滋阴降火虚热退;

栀子清心除烦躁,凉血利湿疸衄焦;

夏枯草清肝散结,消瘿瘰目珠疼解。

芦根甘寒归肺胃,肺热烦渴热淋退;

天花粉清热生津,消肿排脓润肺燥。

黄芩清肺除湿热,解毒止血又安胎;

黄连燥湿清心火,胃火泻痢疮毒瘥;

黄柏入肾主下焦,燥湿泻火虚热疗;

胆草燥湿泻肝胆,下焦湿热肝火炎。

银花解毒散风热,痈疡毒痢内外清;

连翘解毒散肿结,清心透散疮家圣;

大青叶味苦性寒,凉血消斑效力强;

板蓝根解毒凉血,抗毒抑菌善利咽;

青黛凉肝定惊著,高热惊风与抽搐;

温病初起**穿心莲**,咽痛咳喘肺痈痊;

射干解毒善祛痰,咽喉肿痛痰壅喘;

白头翁解毒凉血,热毒血痢兼灌肠;

蒲公英解毒消肿,杀菌尤能治乳痈;

鱼腥草解毒排脓,善治疮疡和肺痈;

败酱草解毒消痈,祛瘀止痛治内痈。

生地凉血养阴津,吐衄崩漏热伤阴;

玄参泻火又滋阴,解毒散结瘰咳医;

丹皮凉血又散瘀,内外痈肿骨热蒸;

赤芍凉血兼清肝,瘀滞肿痛经闭尝。

青蒿透散阴分热,除蒸解暑截疟邪;

地骨皮凉血退蒸,清肺热止血妄行。

第三章　泻下药

攻下泻叶荟硝黄，
麻仁李仁蜜润肠；
峻下逐水十枣汤，
甘遂大戟芫花尝，
商陆牵牛巴千金，
味味有毒谨慎上。

攻下　番泻叶　芦荟　芒硝　大黄，
　火麻仁　郁李仁　蜂蜜　润肠；
　　峻下逐水　十枣汤，
　　甘遂　大戟　芫花尝，
　商陆　牵牛子　巴豆　千金子，
　　味味有毒谨慎上。

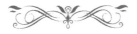

大黄荡涤积与瘀,火毒湿热一并驱;
芒硝软化便燥结,咽痛口疮及痈结。
泻叶消积通大肠,甘苦气寒积热良;
芦荟味苦药性寒,泻下杀虫善清肝。
甘遂峻泻逐水猛,风痰痈肿亦有功;
巴豆峻下冷积水,祛痰利咽除癥癖。

第四章　祛风湿药

祛风湿散寒独活威，
龙蛇木乌伸筋草，
徐风寻海路路通；
祛风湿清热秦公防，
莶草络枝老桐丝；
祛风湿强筋要补肾，
雪加狗衔桑千年。

祛风湿散寒　独活　威灵仙，
穿山龙　（乌梢　蕲）蛇　木瓜　川乌　伸筋草，
徐长卿　青风藤　寻骨风　海风藤　路路通；
祛风湿清热　秦艽　雷公藤　防己，
豨莶草　络石藤　桑枝　老鹳草
桐（臭梧桐　海桐皮）　丝瓜络；
祛风湿强筋要补肾，
雪莲花　五加皮　狗脊　鹿衔草　桑寄生　千年健。

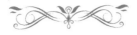

独活风寒湿皆祛，伏风头痛下肢痹；

灵仙咸温通经络，风湿痹痛骨鲠消；

川乌辛热有大毒，风寒湿痹通顽疾；

蕲蛇祛风善止痉，顽痹麻风破伤风；

木瓜除湿舒筋络，吐泻转挛应用多；

长卿祛风止痛著，皮肤肿痒疼痛除。

秦艽善除风湿热，热痹骨蒸黄疸折；

防己止痹又利水，热痹骨痛下焦湿。

寄生疗痹益肾肝，痹痛正虚胎不安；

五加祛湿强腰膝，行迟水肿与痹痿。

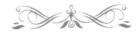

第五章　化湿药

芳香化湿砂果香，
佩兰厚朴二蔻苍。

芳香化湿　砂仁　草果　藿香，
佩兰　厚朴　二蔻（白豆蔻、草豆蔻）　苍术。

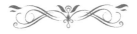

藿香化湿又解表,霍乱吐泻暑湿消;

苍术燥湿兼健脾,湿痹吐泻风寒宜;

砂仁化湿行滞气,虚寒吐泄胎动宜;

厚朴降气除湿痰,气滞胀满喘咳痊;

佩兰芳香醒脾胃,化湿解暑辟浊秽。

第六章　利水渗湿药

利水消肿薏苡仁，
五苓桂茯泽猪术，
冬瓜大腹赤香加；
利水通淋治尿急，
萹瞿车滑通海地，
萆解石韦冬葵灯，
利湿退黄垂茵陈，
金钱虎杖地耳须。

利水消肿　薏苡仁，
五苓　桂枝　茯苓　泽泻　猪苓　白术，
冬瓜皮　大腹皮　赤小豆　香加皮；
利水通淋治尿急，
萹蓄　瞿麦　车前子　滑石　木通（通草）　海金沙
地肤子，萆薢　石韦　冬葵子　灯心草，
利湿退黄　垂盆草　茵陈，
金钱　虎杖　地耳草　玉米须。

茯苓健脾利水湿，痰饮水肿神不安；

薏苡渗湿兼健脾，清热排脓除湿痹；

泽泻渗利清下焦，水肿痰饮眩晕消。

车前通淋止湿泄，明目化痰清肝肺。

茵陈清利善退黄，湿温湿疹及湿疮；

金钱善除湿热黄，结石疮毒通淋强；

虎杖清热又利胆，解毒散瘀且祛痰。

第七章　温里药

温里肉桂附子姜，
高吴二椒荜香香。

温里　肉桂　附子　干姜，

高良姜　吴茱萸　二椒（花椒　胡椒）

荜澄茄　小茴香　丁香。

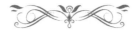

附子回阳善救逆，诸般阳虚及寒痹；
干姜回阳温肺脾，中寒肺饮亡阳宜；
肉桂温肾治沉寒，温经止痛火归元；
散寒止痛**高良姜**，胃寒腹痛呕吐良；
健脾开胃用**茴香**，寒凝气滞诸痛尝；
吴萸温肝降胃气，头痛寒疝呕泄宜。

第八章　理气药

理气有七香，
药薤花梅枳，
陈佛荔楝子。

理气有七香（木香　香附　沉香　檀香　香橼
　　　　　　九香虫　甘松），
乌药　薤白　玫瑰花　绿萼梅　枳实（壳），
陈皮（橘络　橘核　青皮）佛手　荔枝核　川楝子。

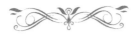

陈皮燥湿善理气，脾胃气滞痰咳宜；

枳实破气痰积消，胸脘痞胀下陷疗；

木香善行胃肠气，脘胁胀痛泻痢宜；

川楝行气清肝火，杀虫疗癣有小毒；

薤白通阳治胸痹，泻痢后重亦能医；

香附疏肝理气机，调经止痛女科愈；

沉香行气祛阴寒，胃寒呕吐虚喘安。

第九章　消食药

消食谷麦莱菔子，
山楂神曲内金鸡。

消食　谷芽　麦芽　莱菔子，
山楂　神曲　鸡内金　鸡矢藤。

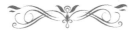

山楂酸甘消肉积,化浊降脂并祛瘀;

麦芽善消米面积,回乳消胀解肝郁;

神曲消食又和胃,外感表证兼食滞;

莱菔消食兼理气,食积胀满痰喘宜;

内金消积健脾胃,食积滑遗结石为。

第十章　驱虫药

使君槟榔苦楝皮，
雷丸鹤虱鹤芽子，
瓜子生用研末服，
驱杀肠虫功效奇。

使君子　槟榔　苦楝皮，
雷丸　鹤虱　鹤芽　榧子，
南瓜子　生用研末服，
驱杀肠虫功效奇。

使君子杀虫消积，治蛔蛲疳积可取；

苦楝皮杀虫疗癣，蛔蛲钩皆有效验；

槟榔驱虫善治绦，食积气滞水肿疗。

第十一章　止血药

凉血止血蓟茅榆，
槐花苎麻侧柏叶；
化瘀止血降三节，
蒲黄茜草花蕊石；
收敛止血仙鹤草，
紫珠白及血余炭；
温经止血灶艾姜。

凉血止血　(小大)蓟　白茅根　地榆，
槐花(角)　苎麻根　侧柏叶；
化瘀止血　降香　三七　藕节，
蒲黄　茜草　花蕊石；
收敛止血　仙鹤草，
紫珠　白及　血余炭(棕榈炭)；
温经止血　灶心土　艾叶　炮姜。

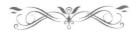

小蓟止血兼消痈,血淋尿血尤常用;
大蓟善治热出血,散瘀解毒消痈结;
地榆苦降性寒凉,下部出血及烫伤;
茅根甘寒凉血热,肺胃膀胱热可清。
三七化瘀善止血,内外出血痛伤跌;
茜草化瘀又凉血,通经疗伤止出血;
蒲黄化瘀止血好,瘀滞诸经见血妙。
白及止血靠敛涩,咳吐呕血及皲裂。
艾叶温肾暖胞宫,虚寒崩漏与胎动;
炮姜辛热善治中,阳虚出血寒泻痛。

第十二章　活血化瘀药

活血祛瘀止痛强，
川芎延胡郁金姜，
乳香没药五灵脂；
活血调经妇科良，
　桃红泽丹益，
　鸡牛王月季；
活血疗伤苏木骨，
鳖血儿铜刘寄奴；
破血消癥穿山甲，
水蛭棱莪斑蝥虫。

活血祛瘀止痛强，

川芎　延胡索　郁金　姜黄，

乳香　没药　五灵脂；

活血调经妇科良，

桃仁　红花　泽兰　丹参　益母草，

鸡血藤　牛膝　王不留行　月季花；

活血疗伤　苏木　骨碎补，

土鳖虫　血竭　儿茶　自然铜　刘寄奴；

破血消癥　穿山甲，

水蛭　三棱　莪术　斑蝥　虻虫。

川芎血气兼祛风,经产瘀滞头痹痛;
延胡活血又行气,常疗心腹痛滞瘀;
郁金活血亦行气,凉血利胆清心宜;
姜黄破血兼行气,通经消坚疗风痹,
灵脂甘温入肝经,活血行瘀善止痛。
丹参活血善调经,凉血消痈心神宁;
红花活血调经脉,瘀血诸痛斑暗色;
桃仁通经破瘀血,润肠消痈兼止咳;

益母经产为要药,瘀血水肿血脂高;

王不留行专通利,催生下乳功效奇;

牛膝通经补肝肾,瘀血火热皆下行。

土鳖破血疗瘀瘕,续筋接骨伤科用;

自然铜散瘀止痛,骨折筋伤有妙用。

莪术破血又行气,癥瘕积聚与食积;

山甲通经善消癥,下乳消肿且排脓。

第十三章　化痰止咳平喘药

温化寒痰夏天三白花；
清化热痰桔前母贝瓜，
三竹四海昆布瓦礞石；
止咳平喘百杏苏桑葶，
白果款紫矮汉杷洋马。

温化寒痰　半夏　天南星　三白（白前　白芥子
　　　　白附子）旋覆花；

清化热痰　桔梗　前胡　川贝母　浙贝　瓜蒌，
　三竹（竹茹　竹沥　天竺黄）四海（海藻　海蛤壳
　海浮石　胖大海）昆布　瓦楞子　礞石；

止咳平喘　百部　杏仁　苏子　桑白皮　葶苈子
　　白果　款冬花　紫菀　矮地茶　罗汉果
　　枇杷叶　洋金花　马兜铃。

32

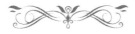

半夏辛温燥湿痰，消痞散结降呕眩；

辛苦温毒**天南星**，燥湿化痰兼止痉；

芥子温肺利气好，善去皮里膜外痰；

川贝化痰又润肺，燥痰热痰及瘰疬；

浙贝化痰散郁结，热痰瘿瘤瘰疬解；

瓜蒌清肺化热痰，宽胸散结通大便；

桔梗化痰靠升宣，祛痰排脓利喉咽。

杏仁苦降止咳喘，滋润肠道通大便；

百部润肺治诸咳，灭虱杀虫蛲滴疥；

苏子降气又化痰，痰多咳喘及便难；

桑白泻肺治热喘，利水消肿治肿满；

葶苈泻肺又利水，痰壅咳喘饮停积。

第十四章　安神药

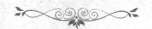

重镇安神龙骨琥珀磁石朱；
养心安神酸柏远志合夜灵。

重镇安神　龙骨　琥珀　磁石　朱砂；
养心安神　酸枣仁　柏子仁　远志　合欢皮
夜交藤（首乌藤）　灵芝。

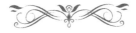

朱砂有毒不入煎，惊悸失眠疮疡添；
磁石安神镇心肝，聪耳明目定虚喘；
宁心安神用**琥珀**，开窍通琳化瘀血；
龙骨镇惊安心神，固涩平肝治眩晕。
酸枣仁养心益肝，疗血虚不眠多汗；
远志开心窍祛痰，健忘癫痫及咳痰。

第十五章　平肝息风药

平抑肝阳珍石代，
牡蛎刺蒺罗布麻；
息风止痉天地羊，
牛黄珍珠钩全僵。

平抑肝阳　珍珠母　石决明　代赭石，
　　牡蛎　刺蒺藜　罗布麻；
　息风止痉　天麻　地龙　羚羊角，
　牛黄　珍珠　钩藤　全蝎　僵蚕。

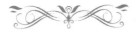

石决明清镇平肝，治目疾阳亢晕眩；

牡蛎平肝治眩晕，收敛固涩又软坚；

赭石沉降镇清肝，肝火眩晕衄呕喘。

羚角尤宜热极痉，平肝明目热毒清；

牛黄清热解毒强，化痰开窍息风良；

钩藤清热息肝风，平肝治晕亦有功；

天麻息风诸痉宜，善治眩晕头痛痹；

地龙息风治热痉，平喘利尿经络通；

全蝎僵蚕治抽痉，散结通络又止痛。

第十六章　开窍药

芳开麝冰菖蒲苏

芳香开窍　麝香　冰片　石菖蒲　苏合香。

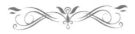

开窍醒神用**麝香**,活血消肿止痛良;
冰片开窍醒神志,清热解毒止痛强;
寒闭神昏**苏合香**,通窍开郁行气良;
菖蒲开窍化痰浊,湿阻中焦健忘可。

第十七章　补虚药

补气面苍白，

洋人太参白，

芪饴草扁药，

枣蜜刺当药；

补阳人虚寒，

鹿狗马菟羊，

益杜天补阳，

仙断韭苁沙，

蛤虫河桃巴；

补血地芍归，

首乌胶龙眼；

补阴南北合实，

冬斛玉黄甲，

桑芝墨女枸龟。

补气面苍白，

西洋参　人参　太子参　党参　白术，

黄芪　饴糖　甘草　扁豆　山药，

大枣　蜂蜜　刺五加　当药；

补阳人虚寒，

鹿茸　海狗肾　海马　菟丝子　淫羊藿，

益智仁　杜仲　巴戟天　补骨脂　锁阳（阳起石），

仙茅　续断　韭菜子　肉苁蓉　沙苑子，

蛤蚧　冬虫夏草　紫河车　核桃仁　胡芦巴；

补血　熟地　白芍　当归，

何首乌　阿胶　龙眼肉；

补阴　南沙参　北沙参　百合　楮实子，

（天　麦）冬　石斛　玉竹　黄精　鳖甲，

桑椹　黑芝麻　墨旱莲　女贞子　枸杞　龟甲。

大补元气唯**人参**，救脱扶危益肺脾；

洋参性凉补气阴，阴虚火旺热病后；

党参益气生津血，脾肺气虚津血亏；

黄芪补气且升阳，固表利水亦托疮；

白术补气专健脾，燥湿止汗安胎气；

山药补气阴固涩，咳喘滑遗又止泻；

甘草补气热毒清，止咳缓急调药性。

鹿茸壮阳益血精，强骨托疮调冲任；

壮阳起痿**淫羊藿**，肾虚痹痛祛风湿；

菟丝子补肾固精，安胎明目止虚泻；

辛苦大温**补骨脂**，阳虚泄泻肾虚喘；

杜仲壮腰安胎元，皆赖甘温补肾肝；

续断益肝强筋骨，续接止血安胎元；

甘咸温润**肉苁蓉**，温肾益精便秘通。

补血活血**全当归**，调经止痛润肠秘；

熟地补血滋阴精，血虚潮热精亏证；

白芍补血善柔肝，调经止痛敛虚汗；

制首乌补益精血，乌发降脂生通便；

阿胶补血止血好，滋阴润肺阴伤疗。

北沙参养阴清肺，益胃生津治燥咳；

百合甘平补肺阴,清金止咳宁心神;

石斛益肾主养阴,清润肺胃而生津;

玉竹滋润性甘凉,肺胃阴伤效最良;

麦冬养阴润肺胃,清心除烦虚实为;

明目**枸杞**性偏温,滋补肝肾又润肺;

补益肝肾**女贞子**,乌须明目清补品;

桑椹酸甜生精血,生津润燥治耳鸣;

龟甲滋阴制阳亢,健骨止血养心良;

鳖甲滋阴制阳亢,软坚散结癥积康。

第十八章　收涩药

固表敛汗小根稻；
敛肺涩肠五五梅，
豆蔻诃子石榴皮；
缩尿止带萸螵蛸，
莲子芡实金盆子。

固表敛汗　浮小麦　麻黄根　糯稻根；
敛肺涩肠　五味子　五倍子　乌梅，
豆蔻　诃子　石榴皮；
缩尿止带　山茱萸　螵蛸（桑螵蛸　海螵蛸），
莲子　芡实　金樱子　覆盆子。

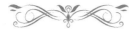

五味敛肺补肾心，虚喘久泻遗滑精；
乌梅涩肠又敛肺，生津止痛又安蛔。
山茱萸补益肾肝，止崩漏固精敛汗；
桑螵蛸固精缩尿，补肾阳起痿有效；
莲子益肾涩精带，养心脾医食同源。

第十九章　抗癌药

抗癌白花半枝蜈，
守宫蟾杉慈葵急，
见凌透骨爪黄药，
梨根白毛角蔺水。

抗癌　白花蛇舌草　半枝莲　蜈蚣，
守宫　干蟾皮　红豆杉　山慈菇　龙葵　急性子，
石见穿　冬凌草　透骨草　猫爪草　黄药子，
藤梨根　白毛藤　八角莲　马蔺子　水红花子。

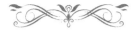

白花蛇草解热毒,多种癌症毒痛用;
苦寒清热**半枝莲**,癌瘤化瘀解毒痉;
蜈蚣全蝎相须用,攻毒散结消痈肿;
守宫乃是壁虎名,散结止痛定风痉;
蟾皮辛凉有小毒,清热利水抗癌瘤,
科学提取华蟾素,延续生命有专攻。

下篇 方剂学歌诀

第一章　解表剂

一、辛温解表

1. **麻黄汤**中配桂枝,杏仁甘草宣降施,
   发汗解表平喘治,恶寒发热头项痛;
   麻黄加术除湿痛;方去桂枝名**三拗**;
   方枣姜石**大青龙**,风寒束肺化热证。

2. **桂枝汤**芍嫂草炒姜枣,辛甘化阳解肌表,
   酸甘化阴调营卫,风寒表虚证有汗,
   能调阴阳和方祖,仲景群方之魁首。

3. **九味羌活**地防风,苍草芷细芩川芎,
   温散清凉分经治,外感寒湿里蕴热。

4. **小青龙汤**桂芍嫂麻妈,干姜细辛草炒五夏下,
   外束风寒内停饮,咳喘痰稀苔白滑。

5. **止嗽散**中白桔姐姜将军,紫菀荆陈京城百部
   甘干杯,
   风邪犯肺咽喉痒,临证变通诸般咳。

二、辛凉解表

6. **银翘散**有甘桔姐芦庐,竹叶荆芥蒡旁豉吃
   薄荷,
   辛凉平剂解毒喝,风温犯卫咽痛渴。

7. **桑菊饮**亦甘桔芦,连翘薄杏升降合,
   辛凉轻剂疏风热,风温咳嗽初起用。

8. **麻杏石甘**倍石膏,辛凉重剂清热好,
   宣肺平喘降气安,肺热咳喘鼻翼煽。

9. **柴葛解肌**束风寒,邪在三阳热势张,
   芩芍桔甘羌活芷,石膏大枣与生姜。

10. **升麻葛根汤**,芍药甘草尝,
    各种疹初出,解毒透疹良。

三、扶正解表

11. **人参败毒**草苓岭芎兄,独羌抢前钱柴财梗更
    壳刻薄,
    姜治气虚外感证,风寒湿邪时行感,
    荆防败毒风寒重,**银翘败毒**寒化热。

12. **参苏饮**体虚外感,内有痰阻葛木香,
    枳前姜枣二陈梗,益气解表化湿痰。

13. **加减葳蕤**用白薇,豆豉生姜桔梗随,
    草枣薄荷共八味,滋阴发汗解表为。

14. **麻黄附子细辛汤**,阳虚外感风寒方,
　突发喑哑舌淡寒,助阳解表力相当。

第二章 泻下剂

一、寒下

15. **大承气汤**用硝黄,配伍枳朴泻力强,
    峻下热结急存阴,痞满燥实四症见;
    去硝名曰**小承气**,阳明腑实轻证去;
    调胃承气硝黄草,缓下热结无痞满。

16. **大黄牡丹**冬桃芒逃亡,泄热破瘀散结良,
    肠痈初起腹按痛,妇科炎症服亦康。

二、温下

17. **大黄附子细辛汤**,通腑散寒止痛良,
    冷积内结成实证,功专温下妙非常。

18. **温脾**参附归干姜,缓下热结硝黄草,
    脾虚寒积腹疼痛,温补攻下合成方。

三、润下

19. **麻子仁丸**治脾约,胃热津枯便秘燥,

小承气蜜杏仁芍,增阴润肠泻热良。

20. **济川煎**肾虚便秘,枳泽智者苁蓉当升牛,
温肾益精肠腑通,寓通于补法堪宗。

四、逐水

21. **十枣**逐水效堪夸,甘遂大戟与芫花,
悬饮内停胸胁痛,大腹肿满正可用。

五、攻补兼施

22. **黄龙汤**用大承气,参归甘桔姜枣齐,
阳明腑实气血虚,攻补兼施两相宜。

23. **增液承气汤**,增水行舟忙,
热结阴亏秘,黄地皇帝麦卖元硝。

第三章 和解剂

一、和解少阳

24. **小柴胡**黄芩,和解少阳,老人夏_下大姜_江,
    扶正驱邪,
    胸胁苦满,往来寒热,心烦喜呕,咽干苔白。

25. **蒿芩清胆**二陈汤,碧玉竹茹枳壳降,
    湿热痰浊阻少阳,清胆利湿疟疾扬。

二、调和肝脾

26. **四逆散**能疏肝气,柴芍嫂枳织草透邪郁,
    阳郁厥逆肝乘脾,散收升降见效奇。

27. **逍遥散**芍白茯归,疏肝薄柴姜枣炙,
    肝郁血虚脾弱证,丹栀逍遥清热郁。

28. 痛**泻要方**,芍嫂白陈久防晒,补脾柔肝,祛
    湿优良。

三、调和肠胃

29. **半夏泻心**用连芩,姜枣参草痞结尽,
辛开苦降调寒热,胃肠肝肺多病愈。

四、表里双解

30. **大柴胡汤**用大黄,枳芩夏芍枣生姜,
少阳阳明同病解,和解攻里效力强。
大柴汤是小柴去参草加大黄芍枳,少阳阳
明同病解。

31. **防风通圣**用凉膈散,荆今麻妈滑膏滑跤芎芍
兄嫂归,
白术桔梗不可废,风热壅盛表里实。

32. **葛根黄芩黄连汤**,再加甘草共煎尝,
邪陷阳明成热痢,清里解表是可医。

第四章　清热剂

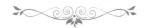

一、清气分热

33. **白虎**重石知甘米，阳明经证气分热，
    热渴汗脉四大症，加入**人参**气津生。

34. **竹叶石膏汤**热病后，老人半夏麦卖粳米，
    清热生津益胃气，多汗欲呕气津伤。

二、清营凉血

35. **清营**透热转气方，热入心包营血伤，
    黄地皇帝竹住丹麦养阴，牛角翘玄花解毒。

36. **犀角地黄**芍药丹，凉血散瘀神清爽，
    热入血分吐衄斑，蓄血发狂舌质绛。

37. **清瘟败毒**治瘟疫，四方合一桔梗理，
    白虎清营犀角黄，病急证凶气血燔。

三、清热解毒

38. **黄连解毒**芩柏栀，通泻三焦火毒证，

烦狂火热兼谵妄,吐衄肿疔阳热旺。

39. **普济消毒饮**治大头瘟,牛马僵升绳玄连根连草,
陈桔姐薄剥芩柴蒡疏风散结,清热解毒东垣试效方。

40. **仙方活命**痈疡初,天母金今归防芷陈沉,
山甲乳没赤刺草,解毒消痈活血佳。

41. **五味消毒**治诸疔,金菊天葵公英丁。

42. **四妙勇安**治脱疽,金玄悬当草量大妙。

43. **凉膈**硝黄栀子翘,黄芩甘草薄荷饶,
再加竹叶调蜂蜜,中焦燥实服之消。

四、清脏腑热

44. **导赤**清心生地黄,草梢竹叶木通放,
口糜淋痛移小肠,引热同归小便中。

45. **龙胆泻肝**柴才栀芩知情,车前木通和泽泻,
甘地当归扶正气,肝胆湿热清火气。

46. **左金**连萸六一丸,肝火犯胃吐吞酸;
再加芍药名**戊己**,热泻热痢服之安。

47. **泻白**桑皮地骨皮,甘草粳米扶肺气,
清泻肺热平和剂,热伏肺中喘嗽祛。

48. **苇茎汤**方出千金,桃仁薏苡冬瓜仁,

化浊排脓病自宁，肺痈痰热兼瘀停。

49. **清胃散**用升麻连，当归生地牡丹全，
　　石膏清胃凉血热，口疮吐衄及牙宣。

50. **玉女石**是母麦卖熟透牛，清胃滋肾补泻优。

51. **白头翁汤**热毒痢，赤多白少腹痛急，
　　黄连黄柏与秦皮，清热解毒凉血痢。

52. **芍药汤**治湿热痢，赤白相兼里后急，
　　芩连大桂贵香槟炙至，清热燥湿气血调。

五、清热祛暑

53. **香薷散**中扁豆朴，祛暑解表化湿阻，
　　易豆为花加银翘，**新加香薷**寒热夹。

54. **六一散**用滑石草，清暑利湿有功效，
　　益元碧玉与**鸡苏**，砂黛薄荷加之好。

55. 王氏**清暑益气汤**，善治中暑气阴伤，
　　西斛荷梗竹叶翠，草黄知冬粳米甘。

六、清虚热

56. **青蒿鳖甲**地知丹，热自阴来仔细看，
　　夜热早凉少汗出，养阴透热苔少干。

57. **当归六黄**二地黄，黄芩连柏倍黄芪，
　　滋阴泻火固表汗，阴虚火旺盗汗良。

第五章　温里剂

一、温中祛寒

58. **理中丸**主温中阳,人参白术炙干姜,
　　呕利腹痛虚寒证,肢冷舌淡**附子**加。

59. **小建中汤**倍白芍,桂枝饴糖草姜枣,
　　虚劳里急亚健康,腹痛心悸面白黄;
　　虚劳甚者参芪归;椒干饴人**大建中**。

60. 吴茱萸汤重用姜,人参大枣共煎尝,
　　温中补虚降逆良,厥阴头痛肝胃寒。

二、回阳救逆

61. **四逆汤**回阳救寒,附子通走温三焦,
　　干姜守中救命尝,炙草佐使配伍强。

62. **回阳救急**用六君,桂附干姜五味群,
　　加麝三厘或胆汁,三阴寒厥有奇功。

三、温经散寒

63. **当归四逆**温补通,桂芍嫂通辛心草枣用,
    血虚寒厥四末凉,腰腿寒痛治相通。

64. **黄芪桂枝五物汤**,芍药大枣与生姜,
    益气温经和营卫,血痹风痹功效良。

65. **阳和汤**外科名方,鹿桂草地芥麻姜戒麻将,
    温补通滞阴疽治,漫肿无热脉沉细。

第六章 补益剂

一、补气

66. 参生术煮苓灵草**四君汤**,补气健脾基础方;
加入陈皮名**异功**;再加半夏为**六君**。

67. **参苓白术**治泄泻,山药扁豆莲枣薏,
砂仁桔梗开气机,脾虚夹湿土生金。

68. **补中益气**术主归陈旧,芪得升柴草参生神,
甘温除热补中升,劳倦内伤下陷症。

69. **生脉**参麦五味齐,益气养阴效力奇,
阴虚自汗渴短气,病危脉弱有针剂。

70. **玉屏风散**出丹溪,芪术防风鼎足医,
益气固表止汗好,表虚汗多易感冒。

二、补血

71. **四物汤**芍地归芎,血家百病此方通,
营血虚滞头晕痛,补血和血失眠用;
胶艾安胎冲任虚;参芪四物名**圣愈**;

桃红四物活血瘀；血虚有热生丹芩；
血虚有寒姜桂萸，基础掌握变容易。

72. **当归补血**重黄芪，芪归用量五比一，
气为血帅中医理，尤用妇女经产期。

73. **归脾**不安怔忡健忘兼失眠，
四君远归芪骑木枣龙加姜枣，
益气补血健脾养心又安神，
便血崩漏心脾两虚皆相宜。

三、气血双补

74. 双补气血**八珍汤**，四君四物枣生姜；
再加黄芪和肉桂，**十全大补**效更强。

75. **炙甘草汤**是复脉汤，麦地阿麻妈枣早参生
桂姜，
益气滋阴通阳复脉，心悸脉结虚劳肺痿。

四、补阴剂

76. **六味地黄**肾阴虚，萸丹泽地茯药去，
三补量多三泻少；**知柏八味**降火气；
桂附八味温阳气；**杞菊地黄**养肝肾；
都气丸加五味敛；**麦味地黄**长寿丸。

77. **左归丸**滋补肾真阴，龟鹿胶三补山茱萸、熟

地、山药牛枸菟，

壮水之主以制阳光，阳中求阴源泉不竭。

78. **大补阴丸**知柏黄，龟甲脊髓蜜成丸，

滋阴降火制阳亢，咳嗽咯血骨蒸热。

79. **百合固金**二地黄，母芍嫂玄悬挂桔当甘干燥麦卖，

滋肾保肺止咳喘，喘咳痰血肺家伤。

80. **一贯**沙枸杀狗，当地铃邻麦卖，

肝阴不足，胁痛吐苦。

81. **益胃汤**滋补胃阴，沙参麦冬地玉冰。

五、补阳

82. **加味肾气**济生方，桂附地黄牛车前，

温补肾阳消水肿，引火归元热下趋。

83. **右归丸**温肾阳填精髓，命门火衰见全身虚寒，

桂附三补枸菟鹿归杜，阴中求阳则生化无穷。

六、阴阳双补

84. **地黄饮子**山茱斛，麦味菖蒲远志茯，

苁蓉桂附巴戟天，薄荷姜枣喑痱济。

85. **龟鹿二仙**最守真,补人三宝精气神,
　　人参龟鹿和枸杞,益寿延年实可珍。

第七章　固涩剂

一、固表止汗

86. **牡蛎散**麻根黄芪，小麦甘凉益心气，
　　自汗盗汗心液去，固表敛汗标本治。

二、敛肺止咳

87. **九仙**桑母五人罂，姜枣阿梅桔款冬，
　　敛肺止咳益气阴，久咳肺虚之良方。

三、涩肠固脱

88. **真人养脏**久泻久痢脾肾寒，
　　木桂罂芍^{穆桂英嫂}当术挡住草蔻诃子人，
　　涩肠固脱温补脾肾惠民方。

89. **四神**五更肾虚泄，豆蔻吴萸五味补，
　　大枣生姜助为丸，温肾暖脾肠泻固。

四、涩精止遗

90. **金锁固精**肾虚遗,莲须连续蒺藜激励芡骨
蛎鼓励,
莲粉糊丸盐汤下,补肾涩精止滑遗。

91. **桑螵蛸散**精尿遗,人甲60岁归蒲田心肾虚,
茯龙远螵水火济,补肾宁心健忘记。

五、固崩止带

92. **固冲汤**治血崩,龙牡母芪骑术猪茜潜海,
芍嫂倍背棕榈山萸,健脾益气摄血。

93. **固经丸**内龟芍君,黄芩黄柏椿皮群,
更加香附酒为丸,阴虚血热崩漏痊。

94. **完带**陈芍苍白人,山柴炭荆草前仁,
补脾疏肝化湿带,女科良方常化裁。

95. **易黄**山药与芡实,白果黄柏车前子,
固肾清热又祛湿,肾虚湿热带下医。

第八章 安神剂

一、重镇安神

96. **朱砂安神**东垣方，归连甘草生地黄，
　　清热养阴神可安，怔忡不寐心烦乱。

二、补养安神

97. **天王补心**虚火旺，玄丹人冬天枣柏^{早搏}，
　　当地桔_接苓_令朱_住五_远院，滋阴养血安心神。

98. **酸枣仁汤**治失眠，茯草知母川芎煎，
　　养血除烦清虚热，安然入睡方可添。

99. 金匮**甘麦大枣汤**，妇人脏躁喜悲伤，
　　精神恍惚常欲哭，养心安神效力彰。

第九章　开窍剂

一、凉开

100. 凉开三宝热闭证，糊里糊涂**安宫丸**，
　　　乒乒乓乓**紫雪丹**，不声不响**至宝丹**。

二、温开

101. **苏合香丸**寒闭证，阴阳分辨是关键，
　　　真寒假热易蒙骗，温阳开窍不能偏。

第十章 理气剂

一、行气

102. **越鞠丸**治六般郁,气血痰火湿食因,
香附芎兄苍唱神曲栀至,行气解郁痛闷移。

103. **柴胡疏肝**解郁方,四逆散川串陈皮香,
疏肝行气兼活血,胁肋疼痛寒热歇。

104. **半夏厚朴**茯姜苏,降逆散结痰气疏,
咽中有物吐不出,痰凝气滞梅核气。

105. **瓜蒌薤白白酒汤**,通阳行气祛痰良,
胸痛彻背喘息唾,治疗胸痹常用方。

106. **厚朴温中**中焦湿,陈香豆茯豆腐草炒二姜,
脘腹胀痛苔白腻,行气温中除湿满。

107. **天台乌药**楝茴香,良姜巴豆与槟榔,
青皮木香共研末,寒滞疝痛酒调尝。

108. **暖肝煎**中杞己茯妇归,姜沉乌药茴肉桂,
温补肝肾阳气回,下焦虚寒睾丸癫。

二、降气

109. **苏子降气**厚半归,前胡肉桂草姜随,
　　　 上实下虚痰嗽喘,或加沉香去肉桂。

110. **定喘汤**桑皮白麻,黄苏杏_书信夏_下款冬花,
　　　 感寒痰热哮喘急,宣敛降清咳喘平。

111. **旋覆代赭**重用姜,人参半夏草大枣,
　　　 降逆化痰益胃气,胃虚痰阻痞嗳气。

112. **橘皮竹茹**治呕逆,人参甘草枣姜益,
　　　 胃虚有热失和降,久病之后更相宜。

第十一章　理血剂

一、活血祛瘀

113. **桃核承气**桂化瘀，缓下热结硝黄草，
　　　逐瘀泻热通腑奇，下焦蓄血少腹急。

114. **血府逐瘀汤**，桃红四物帮，
　　　柴桔姐枳编织草牛，胸中血瘀求。

115. **通窍活血**瘀阻用酒，桃红芎芍兄嫂枣麝早
　　　设葱姜。

116. **膈下逐瘀**乌枳屋子延香续姜，桃红归芎兄
　　　芍脂嫂子丹担草。

117. **少腹逐瘀**姜桂茴香，芎芍兄嫂没延没有延
　　　误失笑当归。

118. **身痛逐瘀**附秦羌龙，桃红归芎草没灵膝。

119. **补阳还五**气虚瘀，桃红归芎兄芍嫂芪骑龙，
　　　四两黄芪是为君，中风后遗身不遂。

120. **复元活血**酒军柴，桃红当甲家花粉甘发
　　　奋干，

祛瘀疏肝又通络,损伤瘀痛酒煎过。

121. **失笑**蒲黄五灵脂,等量为散配醋吃,
祛瘀止痛有奇功,瘀滞心腹时作痛。

122. **温经汤**用萸桂芎,归芍丹皮姜夏冬,
参草益脾胶养血,调经重在暖胞宫。

123. **生化汤**是产后方,归芎桃草酒炮姜,
温经活血止痛良,恶露不行少腹康。

124. 桂枝茯苓胞宫瘀,丹皮芍药桃仁祛,
妇人良方唤夺命,济阴纲目改催生。

二、止血

125. 十灰散用十般灰,二蓟二次居住荷侧 河边
黄栀茅 房子毛草,
丹皮棕皮茜墨汁,上部出血热能摧。

126. 肝火犯肺**咳血方**,清肝宁肺青黛栀,
凉血止血海瓜子,痰嗽带血胁痛止。

127. **小蓟饮子**尿血淋,六一节,栀子归,
竹地蒲通凉血热,利水通淋治尿急。

128. **黄土汤**中芩地黄,术附阿胶甘草尝,
温阳健脾能摄血,便血崩漏痼疾悦。

第十二章　治风剂

一、疏散外风

129. **川芎茶调散**荆防,辛芷薄荷甘草羌,
　　　目昏鼻塞风攻上,正偏头痛兼外感。

130. **大秦艽汤**中有四物,独羌独抢芷细仔细防
　　　芩石黄秦始皇,
　　　白术苓草初中经络,疏风清热养血活血。

131. **消风散**内用荆防,蝉退胡麻苦参苍,
　　　知膏蒡通归地草,风疹湿疹服之康。

二、平息内风

132. **羚角钩藤桑**上草地,竹茯嘱咐贝母芍菊花,
　　　凉肝息风又养阴,肝热生风急煎尝。

133. **镇肝熄风**牡楝^{母恋}芽儿龟归,牛芍茵赭^牛
　　　嫂因这事天玄草龙,
　　　阴亏阳亢气血逆乱,滋阴潜阳镇肝息风。

134. **天麻钩藤**阳亢血压高^{危险},栀芩^{知情}杜牛

决益一夜寄祭神，

息风清热活血益肝肾，头痛晕眩耳鸣舌
苔黄。

135. **大定风珠**久病阴虚，阿五芍嫂草地麦卖
牡母鸡，

麻仁龟甲滋阴息风，神倦瘈疭舌绛苔少。

第十三章　治燥剂

一、轻宣外燥

136. **杏苏**外感凉燥证,枳前姜枣梗二陈,
　　　轻宣温润理肺痰,风寒咳嗽常用方。

137. **桑杏**外感温燥证,凉润贝沙豉栀梨,
　　　轻宣止咳生津液,秋燥犯肺首选之。

138. **清燥救肺汤**气阴两伤,桑杏人胶叫杷爸
　　　麻妈麦卖草膏,
　　　清燥润肺益气且养阴,温燥伤肺喘咳又
　　　烦闷。

二、滋阴润燥

139. **麦门冬汤**虚热痿,半夏人草大枣米,
　　　滋养肺胃降逆气,咳唾涎沫咽不利。

140. **养阴清肺**虚火疫毒,丹薄冬地芍少参生
　　　草贝_被,
　　　解毒利咽养阴清肺,咽喉诸疾白喉为最。

第十四章　祛湿剂

一、化湿和胃

141. **平胃散**湿滞脾胃，苍术皮厚草姜枣，
燥湿运脾又和胃，脘腹胀满舌苔腻。

142. **藿香正气**止寒呕泄，二陈二白苏书厚
梗皮，
解表化湿理气和中，感寒湿滞山岚瘴疟。

二、清热祛湿

143. **茵陈蒿汤**湿热阳黄，栀子大黄清热退黄。

144. **八正**湿热淋，尿频急痛，萹瞿灯登黄山，
六一通车。

145. **三仁**杏蔻薏，朴通滑竹夏，
湿温初起尝，三焦并调爽。

146. **甘露消毒**蔻藿香，茵陈滑石木通菖，
芩翘贝母射干薄，湿温时疫赖此方。

147. **二妙散**中苍柏兼，若云三妙牛膝添，

四妙再加薏苡仁，湿热下注痿痹痉。

三、利水渗湿

148. **五苓**太阳经府病，桂枝茯苓泽术猪，
温阳化气散阴水，烦渴饮入即呕吐。

149. **猪苓汤**用猪茯苓，泽泻滑石阿胶并，
利水养阴热亦平，小便不利兼烦渴。

150. **防己黄芪**金匮方，白术甘草枣生姜，
汗出恶风兼身重，表虚湿盛服之康。

151. **五皮散**用五般皮，陈茯富姜将桑上大腹
皮，
或以五加易桑皮，脾虚腹胀此方宜。

152. **苓桂术甘**是经方，中阳不足痰饮猖，
悸眩咳逆胸胁满，温阳化饮功效彰。

153. **真武汤**温脾肾阳，附夫茯妇术煮姜白芍缓，
少阴腹痛四肢凉，悸眩眴惕虚水泛。

154. **实脾**阴水方，虚肿腹胀满，
附夫茯妇术煮老干姜，瓜果朴皮香。

155. **萆薢分清**石菖蒲，益智乌药益肾元，
或益苓桂术芪汤，通心固肾浊精清。

156. **羌活胜湿**风湿表，蔓藁独防荆芎草，
祛风除湿有殊功，湿邪在表头腰痛。

157. **独活寄生**要防风,八珍无术主人牛肉细,
　　　秦艽杜仲祛风湿,冷风顽痹气血亏。

第十五章　祛痰剂

一、燥湿化痰

158. **二陈汤**用半夏陈，茯苓甘草乌姜呈，
　　理气祛痰兼燥湿，咳嗽痰多舌苔腻。
　　二陈当归熟地加，又名**金水六君煎**。

159. **温胆汤**用二陈汤，竹茹枳实加枣姜，
　　胆郁痰扰胃不和，虚烦不眠舌苔腻。

二、清热化痰

160. **清气化痰**夏陈苓，枳芩杏星瓜蒌仁，
　　清热化痰止嗽宁，热痰壅肺苔黄腻。

161. **小陷胸汤**夏蒌连，宽胸开结涤痰先，
　　膈上热痰痞满痛，舌苔黄腻服之焉。

三、润燥化痰

162. **贝母瓜蒌**花粉研，橘红桔梗茯苓添，
　　润燥化痰兼理气，呛咳咽干痰可尽。

四、温化寒痰

163. **苓甘五味姜辛汤**，温肺化饮常用方，
　　　半夏杏仁常加入，寒痰冷饮易消除。

五、治风化痰

164. **半夏白术天麻汤**，陈皮茯苓草枣姜，
　　　化痰息风是效方，眩晕头痛风痰证。

第十六章　消食剂

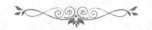

一、消食化滞

165. **保和**山楂莱菔子，夏陈茯苓连翘神，
　　　消食和胃食积防，饮食自倍肠胃伤。

166. **木香槟榔**青陈皮，枳柏黄连莪术齐，
　　　大黄牵牛加香附，热滞泻痢里实证。

二、健脾消食

167. **健脾**四君陈香连，山药豆蔻砂三仙，
　　　脾虚食积要健脾，消补兼施不伤正。

168. **枳实消痞**四君先，夏曲麦芽朴姜连，
　　　脾虚痞满结心下，痞消脾健乐天年。

第十七章　驱虫剂

169. **乌梅丸**蛔厥寒热错杂，辛姜新浆人连脸柏白附桂富贵椒娇归贵，

　　　酸安辛伏苦下蛔自去，寒温并用久泻久痢愈。

中药方剂为我用，
趣记熟背见真功。